编者与单位

主　　编　　米　杰

副 主 编　　李晓惠　董虹孛　程　红

编写单位　　首都医科大学附属北京儿童医院

首都儿科研究所

首都儿科研究所附属儿童医院

图书在版编目（CIP）数据

儿童高血压防治知识手册 / 米杰主编 . — 哈尔滨：
黑龙江科学技术出版社，2021.12
ISBN 978-7-5719-1111-9

Ⅰ . ①儿… Ⅱ . ①米… Ⅲ . ①儿童－高血压－防治－
手册Ⅳ . ① R544.1-62

中国版本图书馆 CIP 数据核字 (2021) 第 182471 号

儿童高血压防治知识手册
ERTONG GAOXUEYA FANGZHI ZHISHI SHOUCE
米杰　编著

责任编辑	徐　洋　沈福威	
封面设计	北京心合文化有限公司	
出　　版	黑龙江科学技术出版社	
地　　址	哈尔滨市南岗区公安街 70-2 号	
邮　　编	150007	
电　　话	(0451)53642106	
传　　真	(0451)53642143	
网　　址	www.lkcbs.cn	
发　　行	全国新华书店	
印　　刷	北京盛唐新基印刷有限公司	
开　　本	787mm×1092mm　1/16	
印　　张	3	
字　　数	23 千字	
版　　次	2021 年 12 月第 1 版	
印　　次	2021 年 12 月第 1 次印刷	
印　　数	1-10000 册	
书　　号	ISBN 978-7-5719-1111-9	
定　　价	20.00 元	

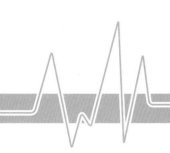

主编简介

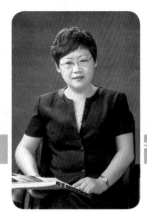

米杰，医学博士，二级研究员／二级教授，博士生导师。现任国家儿童医学中心慢病管理中心名誉主任。北京市科技领军人才，北京市"215"高层次卫生技术领军人才，北京市突出贡献专家，享受国务院政府特殊津贴。

1985年在哈尔滨医科大学获学士学位；1998年在中国协和医科大学获博士学位；1997年和1999—2000年在英国医学研究委员会（MRC）环境流行病学研究所从事博士后研究；以访问教授身份先后在杜克大学人口研究所（2000.10—11）、约翰霍普金斯大学布鲁伯格公共卫生学院（2005.11—2006.2）和伦敦国王学院医学院（2007.3—4）进行合作研究。

从事儿童肥胖、代谢性心血管病和骨质疏松等慢性病的发育起源机制、预警预测指标、诊断评价标准和干预技术的研究与转化应用，擅长儿童及青少年发育健康、偏移与慢病的全程化评估与管理。主持中国儿童青少年高血压、血脂异常和身体成分（骨密度、骨骼肌、体脂肪）等评价标准的研发与推广应用；主笔撰写《中国高血压防治指南》(2010,2018)、《中国心血管病报告》(2005-2018)、《中国心血管病与健康报告》（2019—2020）、《中国高血压防治现状蓝皮书》(2015,2018)、《中国肥胖蓝皮书》（2017）中的儿童青少年章节；主持撰写《中国儿童肥胖报告》（2017）。主持国家自然科学基金、国家重点基础研究计划（973）、国家科技支撑项目（十二五、十三五）和北京市科技重大项目 35 项；第一 / 通讯作者发表学术论文 343 篇，其中 SCI 期刊论文 140 篇；主编和参编专著 12 部；拥有发明专利与软件著作产权 5 个；获北京市科学技术二等奖（2018）、三等奖（2001）和中华预防医学科学技术二等奖（2009）。

≫ 社会任职：

≫ 中华预防医学会儿童成人病 (慢病) 防治工作委员会 主任委员

≫ 中国健康管理协会少年儿童健康管理分会 副会长

≫ 中国医疗保健国际交流促进会儿科学分会 副主任委员

≫ 中国营养学会肥胖防控分会 副主任委员

≫ 中国学生营养与健康促进会体医融合学生健康分会 副主任委员

≫ 中国优生优育协会母婴心血管结构与代谢专业委员会 副主任委员

≫ 中国医师协会高血压专业委员会 常务委员

≫ 国家卫生健康标准委员会营养标准专业委员会 委员

≫ 中国科协联合国咨询生命健康与人类健康专业委员会 (CCLH) 委员

≫ 中国高血压联盟 理事

≫ 北京高血压防治协会 副会长

目 录

诊断评估篇 / 17

干预治疗篇 / 23

日常保健篇 / 29

附录 / 36

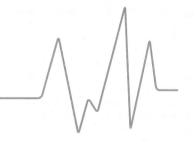

血压常识篇

本篇通过介绍血压产生的原理、血压变化的规律和儿童高血压的发生原因等，帮助孩子与家长了解血压的基本知识，认识儿童高血压的危害。

1 什么是血压?

血压,顾名思义,就是血液对血管壁产生的压力。当心脏收缩时,血液被推射入血管,这时对血管壁产生的压力最高,称为收缩压(简称"高压");当心脏舒张时,血管内血压降低至最低,称为舒张压(简称"低压")。血压的高低通常用毫米汞柱(mmHg)表示(1mmHg ≈ 0.13kPa)。

正常血压是保证血液在血管内流动的动力。血压过低,则无法推动血液在血管内流动,也无法将氧和营养物质运送到心、脑、肾等重要器官,从而出现心肌缺氧、晕厥和肾衰竭等危及生命的事件发生。

血压越高越好吗?答案是否定的。高血压引起过强的血流冲击力,会破坏动脉血管壁的内皮,于是血液中的胆固醇就逐渐进入血管壁中并越攒越多,形成动脉粥样斑块,使管腔变窄;同时,血压越高、血流冲击力越强,对管壁中层的损害也越大,导致肌纤维断裂,血管弹性逐渐下降直至硬化。无论是动脉的管腔变窄还是管壁硬化,都会减少流入脑、心、肾、眼底等器官的血流量,损害器官功能,甚至危及生命。因此,维持合适的血压水平对健康十分重要。

2 血压值在一天中是恒定的吗?

血压值不是一成不变的。一般来说，早上起床后，血压上升，在 6~8 点达到第一高峰；中午趋于平稳，午后稍低，而到下午 4~6 点再次形成第二高峰。第二高峰的血压值一般要比第一高峰略低，此后随着睡眠血压逐渐下降，到凌晨 2~3 点，逐渐降至一天血压的低谷。正常人血压的高峰与低谷可以相差 10~20mmHg，在冬季变化幅度可能会更大。

血压常识篇

03

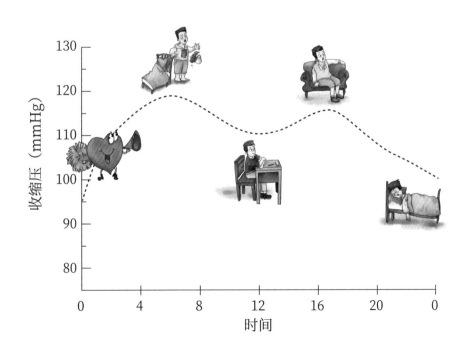

3 血压随着体格发育的变化规律

儿童青少年处于生长发育阶段，血压随着年龄的增长、也就是体格的发育而逐渐上升。3~17岁期间，收缩压平均上升16~35mmHg，舒张压平均上升11~18mmHg。身高是影响儿童血压水平的最重要体格因素。通常，身材较高的儿童血压水平高于同年龄身材较矮者。此外，男女儿童因发育的时间进程存在差异，处于相同年龄下也会表现出不同的血压水平。青春期之前，男童与女童的血压值接近；青春期（约12~13岁以后）启动后，男童的血压值逐渐超过女童。

4 儿童也会患高血压吗？

高血压并不是成年人的专利，儿童也会患高血压。成人高血压患者中，有近一半在其儿童时期就已经是高血压了，只因为是轻度的血压升高，没有明显的不适症状和容易识别的体征而往往被忽视。

导致儿童发生高血压的原因主要来自两个方面。第一是遗传，如果父母一方患有高血压，孩子患高血压的概率就明显增加；如果父母双方都患有高血压，孩子患高血压的概率就更大了。第二是来自生活行为因素的影响，如高糖、高盐和高脂等饮食习惯，加上缺乏运动、睡眠不足和持续紧张状态等，是导致儿童肥胖进而引起高血压的主要原因。也就是说，只要存在引起高血压的危险因素，即便是儿童也会患上高血压。目前，在我国6~17岁人群中，约15%的儿童血压值偏高，近5%的儿童已经患上了高血压。因此，有必要从儿童时期就开始预防和控制高血压。

5 如何判断儿童高血压？

众所周知，当一个成人的收缩压和/或舒张压超过140/90mmHg时就被判定为高血压。但儿童则不能采用类似成人的固定标准进行判定，这是因为儿童的身体还在发育中，判定其血压水平需要同时考虑性别、年龄和身高三个因素。由此看来，判定儿童高血压是相对复杂的。为此，科研人员研制出下面这个快速判定血压值的计算公式，只要将年龄（周岁）带入，就可以根据公式计算的结果做初步判断，即当收缩压/舒张压超过公式计算的血压值，可以初步判定为血压偏高。

3~17 岁儿童高血压筛查界值公式

性别	收缩压	舒张压
男	100 + 2 × 周岁	65 + 周岁
女	100 + 1.5 × 周岁	65 + 周岁

此外，也可以通过扫描文末二维码，了解孩子血压的精确水平。

6 儿童高血压的病因有哪些？

与成人高血压类似，大部分高血压儿童的病因尚不确定，这类高血压也被称为"原发性高血压"；另有少部分儿童的高血压是由某些确定的疾病或原因引起的，血压升高仅是这些疾病的临床表现，这类高血压被称为"继发性高血压"。继发性高血压随着原发疾病的治愈和好转，其血压水平便会恢复到正常范围。

常见的引起继发性高血压的疾病有：

①肾脏疾病：如慢性肾病、肾小球肾炎、肾动脉狭窄等，约占儿童继发性高血压的 50% 以上。

②心血管疾病：如先天性心脏病、主动脉狭窄、大动脉炎等。

③内分泌疾病：如嗜铬细胞瘤、肾上腺皮质增生、甲状腺功能亢进等。

④脑部疾患：如脑瘤、脑部创伤等。

⑤药物性因素：如风湿免疫性疾病患儿常用的皮质醇激素、器官移植长期应用的糖皮质激素等。

7 哪些儿童易患高血压？

具备以下任意1项的儿童就容易患高血压，符合的条件越多，患病概率越大。

①高血压家族史：父母一方患高血压，或父母均患高血压，后者风险更高。

②肥胖：通过计算孩子的体质指数进行初步筛查（具体方法见附录 p36–37）。

③不良饮食结构与习惯：如高盐、高糖、高油饮食，不吃早饭，暴饮暴食（如吃饭狼吞虎咽），习惯以果汁或含糖饮料解渴等。

④缺乏身体活动：如每天中高强度身体活动不足1小时、久坐时间超过1小时等。

⑤睡眠障碍：如睡眠不足、熬夜及打鼾等问题。

⑥压力及心理问题：如长期紧张、焦虑、抑郁等问题。

此外，有研究显示，如果孩子出生时体重较低，而生长发育过程中体重增长过多，甚至发生肥胖，患高血压的风险也较高。

8 儿童高血压有哪些危害？

儿童高血压如不加以控制，不仅可能较早成为高血压病人，还会引起心脏、肾脏和血管的功能受损及眼底损伤。长此以往，则会导致心肌肥厚、血管硬化等，甚至诱发脑卒中、冠心病、慢性肾病等多种心血管疾病的发生。

9 儿童高血压患者需要治疗吗？

如果发现儿童已出现持续性的（3个月以上）高血压状态，无论是否出现症状，都应该治疗。

然而，高血压儿童的治疗不一定必须吃降压药。对于血压升高程度不大、没有患糖尿病等其他疾病的高血压儿童，可以首先采取调整饮食和生活行为习惯的干预方法，如控制和减缓肥胖程度、增加身体活动、调整饮食结构和改善睡眠等。经过行为干预，多数儿童的血压可以恢复至正常范围。

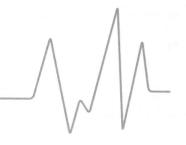

血压测量篇

本篇通过介绍儿童血压测量过程的技术规范和注意事项，以帮助大众掌握儿童血压测量的正确方法，获得儿童血压的真实水平。

1 测量血压前，需要满足哪些环境条件？

儿童的血压水平容易受环境的影响。噪音、温度都会引起血压的波动。因此，儿童测量血压前，应首先保证测量环境安静、温度适宜（室温约21℃）。此外，儿童在测量前，需要排空膀胱、避免进食或饮用水以外的饮品、不剧烈活动，安静休息30分钟。

2 儿童血压测量的正确姿势

一般取坐位测量儿童右上臂肱动脉血压，婴幼儿可取仰卧位测量。坐位测量需要准备适合孩子手臂高度的桌子，以及有靠背的椅子；仰卧位测量，则要保证孩子肘部能外展45°。不论采用何种姿势，

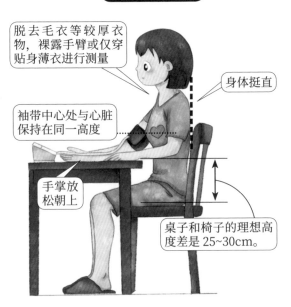

正确的测量姿势

脱去毛衣等较厚衣物，裸露手臂或仅穿贴身薄衣进行测量

身体挺直

袖带中心处与心脏保持在同一高度

手掌放松朝上

桌子和椅子的理想高度差是25~30cm。

测量时手臂必须得到支撑，且与心脏保持同一水平。此外，坐位测量血压时，要保证双腿平放，不要交叉，手臂肌肉放松，测量过程中始终保持安静，不要讲话。

3 测量儿童血压需要特殊的血压计吗？

广义上，儿童和成人可使用同样的血压计。但由于儿童上臂围较小，需要更换与其上臂围相匹配的儿童尺寸袖带。既往我们熟悉的水银（或叫汞柱）血压计因汞对环境会产生污染，正在被逐渐淘汰。电子血压计因其准确和便捷的优势已经成为测量血压的主要工具。当儿童在家测量血压时，建议采用经过国际标准（AAMI/ESH/BSH）认证合格的上臂式电子血压计，可保证所测量的血压结果准确、真实。所有经过验证合格的血压计可以在这些网站上查到（www.dableducational.org 或 www.bhsoc.org）。

需要特别强调的是，要根据孩子的上臂围选择合适尺寸的袖带，才能保证测量结果的准确性。通常，12岁以上发育正常的儿童，就可以使用成人标准袖带进行测量，而12岁以下的儿童则需要根据其年龄或上臂围选择与之相适应的袖带。

4 　如何准确测量孩子的臂围？

当孩子站立、手臂自然下垂于身体两侧时，用皮尺沿上臂最粗的部位（一般为中点位置）沿水平环绕一周，读出的数值就是上臂围。注意测量时皮尺要保持水平，不能倾斜，而且要在手臂肌肉放松状态下测量。

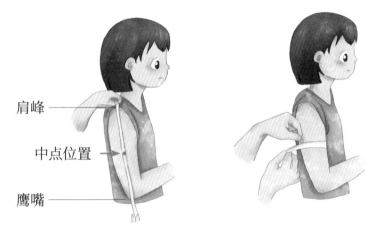

肩峰

中点位置

鹰嘴

5 　如何选择合适臂围的儿童袖带？

选择合适尺寸袖带的原则是：袖带的气囊部分至少包绕上臂围的80%以上，但绝不能让气囊部分重叠；气囊宽度与长度的比值至少为1:2。目前，市场上大部分电子血压计均标注了袖带型号及对应的上臂围。家长可根据下表提供的信息选择对应的袖带型号。实际测量时，若年龄与上臂围对应不一致，以上臂围为准。

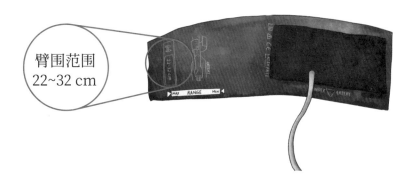

臂围范围 22~32 cm

儿童血压计袖带型号、上臂围及年龄参照表

袖带型号	上臂围 /cm	年龄 / 岁
SS	12~18	3~5
S	18~22	6~11
M	22~32	≥ 12
L	32~42	—
XL	42~50	—

6 **袖带绑得越紧，血压测得越准吗？**

测血压时，袖带绑扎需松紧适度。一般要求绑好后，袖带下以能够塞进 1~2 个手指为合适，这样做的目的是可以让袖带均匀地在手臂上产生压力。袖带绑得太松，在开始测量后气囊已经膨胀却没有

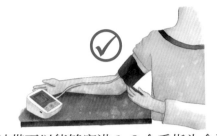

袖带下以能够塞进 1~2 个手指为合适

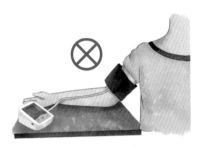

袖带绑得过松

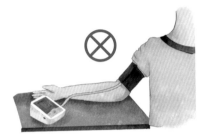

袖带绑得过紧

对血管产生压力，而之后就需要更多的压力才能阻断动脉血流，这时测出来的血压数值比实际值偏高。相反，如果袖带绑得太紧，没等充气就已经产生了一定压力把血管部分阻断了，这时候测出来的血压数值低于实际值。

因此，只有袖带绑得松紧适度才能测出真实的血压值。

7 儿童为什么需要定期测血压？

高血压是一种慢性隐匿性疾病，被诊断出的

高血压患者只是冰山一角。只有定期测量血压，才能及时发现血压偏高的儿童，实现对高血压患儿的早干预，及早避免高血压对孩子身体造成不可逆的损伤。

因此，从 3 岁起，在每年体检时都应将血压与孩子的身高、体重、视力等生长发育指标一起监测。对于有高血压家族史、肥胖和前面提到的具有高血压危险因素的儿童，应该增加测量的频率，监测血压的变化趋势，通过早发现、早诊断和早干预，维护儿童的健康发育。

少部分被发现的高血压患儿

大量未被发现的高血压患儿

血
压
测
量
篇

16

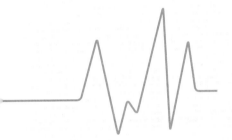

诊断评估篇

本篇通过介绍儿童高血压的临床症状与判别方法的要点内容，旨在帮助家长认识儿童高血压诊断的复杂性，尽早识别有疑似症状的高血压患儿。

1 儿童高血压的临床症状有哪些?

高血压是隐形的杀手,儿童高血压患者往往没有临床症状或者症状不明显。然而,如果年龄大的孩子在劳累(如熬夜)、情绪激动、运动或者长时间使用电子产品等诱因下,表现出头痛、头晕、恶心,甚至出现视物模糊、眩晕、呕吐等症状;年龄小的孩子出现烦躁、不易安抚或者自己捶打头部的现象,家长应引起警觉,并及时去医院就诊,以避免病情延误。

2 一次测量就可以判断儿童高血压吗?

儿童的血压水平不仅随着生长发育不断变化,也很容易受到情绪与环境的影响。因此,如果是偶然一次测量发现轻度高血压,应首先排除外界因素(如测量过程中坐姿不正确、憋尿、讲话、紧张等),并充分休息后再次测量;如果同一日多次测量的血压值仍超过正常标准,也无须紧张,待2周后进行第二轮测量;如果仍然超过正常值,就再隔2周后进行第三轮测量。注意,三轮血压测量均应选择同一时间段(如都是上午8:00左右)。经过三轮测量后,如果孩子血压水平一直高于正常值,才能初步诊断为持续性高血压，随后应到医院进一步做系统的检测、评估。

特别提示：无论偶然测量还是多次测量，如果孩子出现重度高血压，或表现出高血压相关临床症状，家长应立刻引起警觉，及时去医院就诊，以免贻误病情。

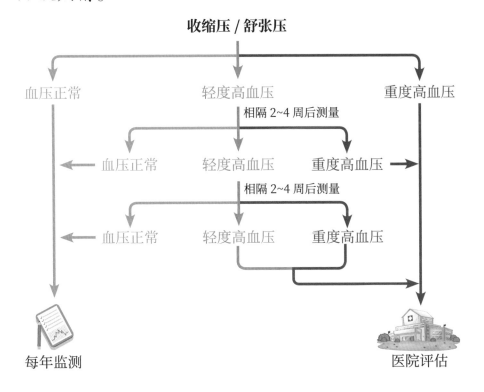

收缩压 / 舒张压

血压正常　　　轻度高血压　　　重度高血压

相隔 2~4 周后测量

血压正常　　　轻度高血压　　　重度高血压

相隔 2~4 周后测量

血压正常　　　轻度高血压　　　重度高血压

每年监测　　　　　　　　　　　医院评估

3 **如何判断儿童高血压的程度？**

与成人类似，儿童血压升高的不同程度也面临着不同的健康风险。血压升高的幅度越大，大脑、心脏、肾脏等重要脏器发生损伤甚至衰竭的风险越高。临床上，常将儿童高血压分为2级：①1级高血压，又称为轻度高血压；②2级高血压，称为重度高血压。判定一个患病儿童的高血压轻重级别也同样需要按照其性别、年龄及所处的身高区间进行诊断。具体可扫描文末二维码了解。

一般来说，如果14岁以下的孩子血压超过140/90mmHg，就可判断为重度高血压，家长应立刻引起警觉，并及时前往医院就诊。

4 什么是"白大衣高血压"？

有些家长发现，孩子在家的血压测量结果明明正常，但到医院就莫名其妙升高成高血压了。出现上述情况，很可能因为孩子看到身着白大衣的医生就条件反射性地紧张，导致血压升高。这种类型的高血压称为"白大衣高血压"，即单纯诊室高血压，在居家环境下血压正常。"白大衣高血压"可通过家庭环境下的血压测量结果或24小时血压动态监测结果进行判别。

需要注意的是，尽管"白大衣高血压"不如持续性高血压的危害性大，但这类孩子易于紧张的特点，也导致他们以后成为发生持续高血压的高危人群。因此，家长应加强对白大衣高血压患儿的血压监测，同时帮助孩子掌握缓解压力与紧张情绪的技能。

5 为什么要进行 24 小时动态血压监测？

血压每时每刻都在波动。然而不管在家庭还是在诊室测量的血压值，都只能代表某一时刻的血压，这既无法反映全天血压的最大波动范围，也无法知晓昼夜血压波动的规律。而一日内血压波动幅度大、夜间血压不降或降低幅度不足，都是引起高血压靶器官损害的重要因素。佩戴动态血压监测仪可以通过每 30~60 分钟自动测量，实时监测高血压患儿 24 小时内的血压波动情况，从而帮助医生判断患儿是否属于"白大衣高血压"。同时，医生可通过 24 小时的血压波动情况，合理安排服用降压药物的时间，并评估药物对降低夜间血压的效果。

6 确诊为高血压后，还需要做哪些检查？

孩子被诊断出高血压后，医生还会给患儿开具一系列检查，很多家长对此很不理解。其实，诊断出高血压只是第一步，只有明确高血压的病因、合并症和靶器官损害情况，医生才能制定有效的治疗方案。因此，高血压患儿确诊后，下面的检查也必不可少：

①血生化检查：包括血脂、血糖、肝功、肾功等用于筛查患儿合并症（如糖尿病）的血常规指标，以及肾素、血管紧张素、醛固酮等排除继发性高血压的高血压专项指标检查。

②尿常规检查：包括尿蛋白、红细胞等指标，以了解高血压是否由肾脏疾病引起或是否出现肾脏损害。

③其他辅助检查：如心电图、影像学检查（包括心脏超声、肾脏超声以及颅脑CT等）和眼底检查等，用于了解高血压对身体各器官的损害程度，同时进一步排查高血压的继发性病因。

干预治疗篇

本篇通过介绍临床上儿童高血压的干预方案和治疗原则，旨在帮助家长认识到儿童高血压的可控性，树立对高血压患儿的康复信心。

1　高血压儿童要吃药吗?

不是所有的高血压患儿都需要吃药。对于被诊断为高血压的儿童，不仅要对高血压的严重程度进行评估，还要积极寻找导致高血压的原因。如果是单纯肥胖导致的原发性轻度高血压，且无临床症状，可主要通过饮食、运动及减重等非药物性手段来治疗，而无需药物干预。

当患儿出现以下情况之一时，应该开始药物治疗：①已出现明显高血压临床症状，如头痛、头晕；②已出现心肌损害、慢性肾病、高血压脑病等脏器损害；③重度高血压；④轻度高血压但合并糖尿病、慢性肾脏病或心力衰竭；⑤经过 6 个月以上的非药物性治疗后，仍未改善的轻度高血压。

2　儿童高血压的药物治疗原则是什么?

儿童高血压的药物治疗常采用升阶梯疗法，一旦选择了合适的药物，就应该以单药的最低推荐剂量开始治疗，再逐渐上调直至血压降至目标范围或达到最大推荐剂量。如果使用任何单一药物的最大推荐剂量或患儿可以耐受的剂量仍不能达到目标血压，则建议使用两种或两种以上药物联合治疗。为了方便患儿服用，常采用长效制剂，以减少服药次数。用药期间需要每1~3月去医院复查一次，同时在日常生活中也要注意监测患儿的血压水平，以便能及时调整治疗方案。

3 / 儿童常用降压药有哪几类？

儿童常用降压药与成人类似。但目前经过药品监督管理局批准的种类有限，仅包括以下四类：①血管紧张素转化酶抑制剂：如卡托普利；②利尿剂：如氨苯蝶啶、氯噻酮、氢氯噻嗪、呋塞米；③二氢吡啶类钙通道阻滞剂：如氨氯地平；④肾上腺素受体阻滞剂：普萘洛尔、阿替洛尔及哌唑嗪。

4 / 吃上降压药就一辈子离不开了吗？

儿童高血压的治疗主要与其病因有关。对于继发性高血压，去除病因后血压就会恢复正常，无须服用降压药。对于单纯肥胖导致的原发性轻度高血压，若无临床症状，也不需要服降压药；而若是与肥胖相关的高血压，经过服药及减重后，血压恢复正常即可停药。暂时没有找到明确病因的高血压患儿，需要坚持服用降压药，并且要定期到医院监测血压变化，并调整药物剂量及方案。因为儿童药物用量与体重相关，随着儿童生长发育，原来的剂量就会自然减量而达不到治疗效果。

5 儿童降压药都有哪些不良反应？

降压药的不良反应与药物种类相关。血管紧张素转换酶抑制剂类的降压药，常见的不良反应是刺激性干咳和血管性水肿，而且有高钾血症或者双侧肾动脉狭窄的患儿是禁用的。钙通道阻滞剂类的降压药，常见的不良反应是心跳加快、面色潮红、头痛、脚踝部水肿。β-受体阻滞剂的常见不良反应为心动过缓、乏力。

6 儿童高血压患者应多长时间随诊一次？

高血压患儿的随诊时间与患儿的血压水平及是否伴有靶器官损害有关。轻度高血压患儿或者只服用1种降压药就能控制血压的患儿，可以每1~3个月复查一次。如果口服药物后血压仍未达标，或者临床仍有症状的患儿，建议 2~4 周复查一次，根据检查情况及时调整治疗方案，待血压稳定后，可逐渐延长随诊时间。

7　高血压儿童的血压控制目标是多少？

儿童高血压的控制目标不是一个固定的数值，主要受到儿童体格发育的影响，也与患儿是否合并其他疾病或出现靶器官损害有关。一般来说，对于原发性高血压且没有靶器官损害的儿童，其目标血压应控制在不同性别、年龄和身高对应的儿童正常血压范围（扫描文末二维码）内；而对伴有靶器官损害或合并慢性肾病的患儿，其血压控制目标应在上述基础上更低，以避免高血压对各脏器损害的加剧。

干预治疗篇

28

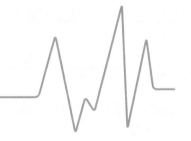

日常保健篇

　　高血压已成为我国儿童的常见病之一。本篇旨在帮助家长了解哪些良好的生活行为习惯可预防儿童高血压的发生与进展，以及高血压患儿在日常生活中的注意事项。

　　儿童易于养成健康的饮食习惯，家长应帮助孩子从小建立正确的饮食观念。

　　①首先，应做到平衡饮食，清淡少盐。可以根据"中国居民平衡膳食宝塔（2016）"规划孩子的一日三餐。多选择粗粮、水果蔬菜及鱼虾水产，少吃炸鸡、薯片、蛋糕等高油、高盐和高糖食物。

中国居民平衡膳食宝塔（2016）

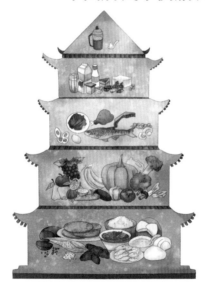

盐	<6 克
油	25~30 克
奶及奶制品	300 克
大豆及坚果类	25~35 克
畜禽肉	40~75 克
水产品	40~75 克
蛋类	40~50 克
蔬菜类	300~500 克
水果类	200~350 克
谷薯类	250~400 克
全谷物和杂豆	50~150 克
薯类	50~100 克
水	1500~1700 毫升

　　②其次，应足量饮水，不喝或少喝含糖饮料，禁止饮酒。6~10 岁儿童每天喝水 800~1000 毫升，11~17 岁儿童每天喝水 1100~1400 毫升。天气炎热

或运动出汗较多时，应增加饮水量。饮水首选白开水。

③最后，应注意规律进餐。尤其是要吃早餐，并且不暴饮暴食。

2 / 坚持运动，保护血管健康

① 2~5 岁学龄前儿童应保证每天活动的时间超过 180 分钟，最好以户外游戏或者运动为主。同时，也可以每天结合日常生活多进行锻炼（如散步、爬楼梯、收拾玩具等）。减少久坐视屏（如看电视、看手机、玩电脑游戏等）；坐着时，鼓励家长与孩子一起进行互动式非屏幕活动，如阅读、讲故事、唱歌和玩拼图等。

② 6~17 岁学龄儿童除体育课外，应保证每天中高强度运动（运动时应感到费力并出汗）累计至少 60 分钟，以跑步、跳绳、打球等有氧运动为主。同时，每周应至少进行 3 次抗阻活动（如俯卧撑、仰卧起坐及引体向上等），以增强肌肉力量、促进骨健康。运动前应进行热身，避免空腹运动，饭后 1 小时再运动。此外，让孩子了解久坐视屏的危害，提醒其每坐 1 小时就起身活动。

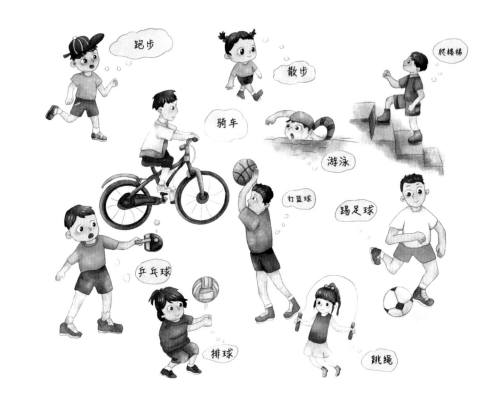

跑步
散步
爬楼梯
骑车
游泳
打篮球
踢足球
乒乓球
排球
跳绳

3 好好睡觉，也是健康血压重要一环

睡眠不足、睡眠质量较差及各种睡眠问题，会破坏孩子夜间的血压节律，是引起高血压的高危因素。因此，家长应帮助孩子从小建立规律的睡眠作息，保证睡眠时间。同时让孩子养成固定的就寝时间，避免熬夜。对于 6 岁以下孩子来说，入睡时间一般不晚于 21:00。

儿童每日睡眠时长要求

年龄段	睡眠时间要求（包括白天小睡、打盹）
0~3 个月	14~17 小时
4~11 个月	12~16 小时
1~2 岁	11~14 小时
3~5 岁	10~13 小时
6~12 岁	9~12 小时
13~18 岁	8~10 小时

此外，如孩子睡觉时出现打呼噜的现象，并不代表孩子睡得香，反而是孩子睡眠障碍的表现。经常打呼噜的孩子是高血压的高危群体。因此，家长应重视孩子打呼噜、梦游、憋气等睡眠问题，一旦孩子反复出现，应及时到医院就诊。

4 胖孩子瘦下来，高血压也能恢复正常？

肥胖的高血压患儿在成功减重后会发现，原本的高血压竟然恢复正常了。这究竟是什么原因呢？这主要是在减重过程中，良好的生活习惯帮助孩子远离了很多高血压的危险因素。其中，限制热量有助于孩子远离高盐、高糖、高脂等高血压的高危饮食习惯与结构，而身体活动的增加则可促进血管扩张，同时缓解孩子的紧张与焦虑情绪，从而实现减重的同时降低血压。另外，孩子瘦下来后，既往容易出现的打鼾等睡眠问题也会减少，从而夜间睡眠质量得到保证，神经系统对血压节律的调节也随之恢复正常。

5 高血压患儿在运动中应警惕哪些信号？

①胸闷、胸疼、气短；
②头晕、脸色发青、恶心、呕吐；
③脸色潮红；
④出汗过多，有缺氧情况。

如果出现上述症状，就要马上停止运动，及时就医。

6 高血压儿童的心理疏导

如果家中孩子已确诊了高血压，首先，家长应帮助孩子消除对高血压的恐惧，给予孩子积极治疗的信心，帮助孩子认识到血压是可以经过科学干预而恢复正常的。其次，应避免孩子精神过度紧张，如少看恐怖、暴力等内容的书籍或电影，限制上网玩游戏的时间，保护孩子的神经系统。另外，还应多与孩子积极交流，帮助其疏导在学业、交友方面的心理压力。必要时，可到专业医疗机构寻求心理干预。

附录

学龄儿童（6~17 岁）消瘦、超重与肥胖的初步筛查

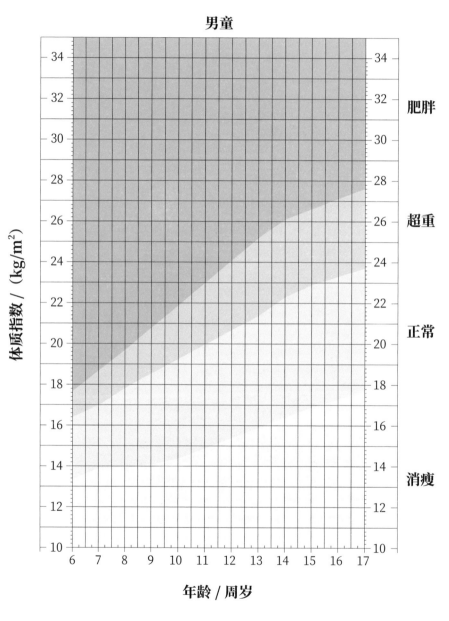

男童

体质指数 = 体重（kg）/ 身高²（m²）

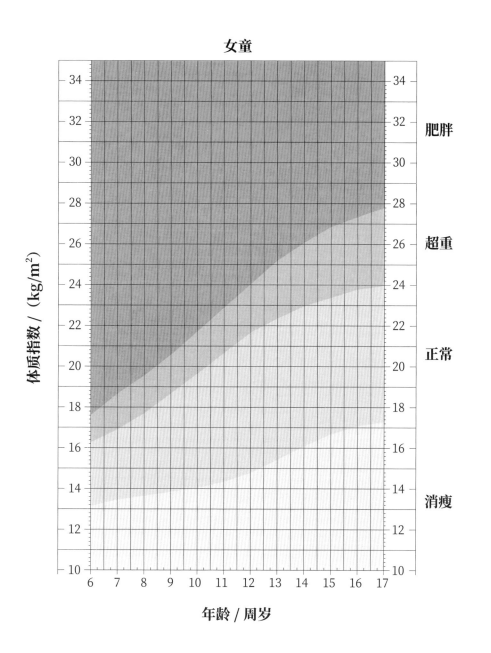

女童

体质指数 /（kg/m²）

年龄 / 周岁

肥胖

超重

正常

消瘦

体质指数 = 体重（kg）/ 身高²（m²）

儿童高血压自测

杰童健康公众号

想了解更多儿童健康相关知识,
请关注"杰童健康"公众号